AF500286

INSTRUCTION

POUR RECONNAITRE

LA FALSIFICATION DE L'HUILE D'OLIVE

PAR CELLE DE GRAINES.

RÉDIGÉE d'après le vœu de S. Exc. le Ministre de l'intérieur et de MM. les Membres du Comité Consultatif des Arts et Manufactures.

PAR POUTET, Pharmacien, à Marseille, Membre de plusieurs Sociétés savantes.

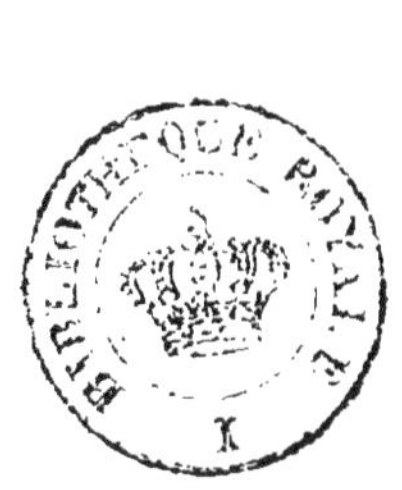

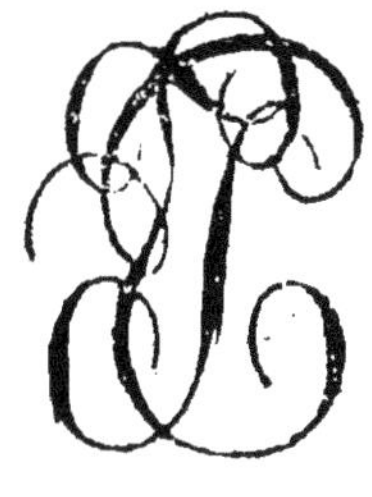

A MARSEILLE,

De l'Imprimerie de DUBIÉ, Rue de la Loge, N.° 15, près l'Hôtel-de-Ville.

M DCCC XIX.

Chaque Exemplaire sera signé par l'Auteur,

AVIS DE L'AUTEUR.

J'attendais en silence le jugement des savants de la capitale sur mon procédé relatif à l'analyse des huiles, lorsque d'obscurs pamphlétaires répandaient leur fiel sur cette utile découverte. Plus occupé de la perfectionner, que de répondre aux injures de ces dépréciateurs du bien que j'ai voulu faire, je rédigeais l'instruction que je destine au public, au moment où SON EXCELLENCE MONSEIGNEUR le Ministre de l'intérieur, par sa lettre du 14 août, en m'adressant le rapport du Comité Consultatif des Arts et Manufactures, présidé par M.r THENARD, m'a confirmé l'efficacité de ce procédé. Cet honorable suffrage des célébres chimistes que je révére, est pour moi la plus douce récompense apportée à mon travail. J'apprécie d'autant plus leur décision, qu'elle préservera désormais nos Fabriques des pernicieux effets de la cupidité. Pour ce précieux avantage, j'ai cru ne pouvoir donner à SON EXCELLENCE et aux illustres savants, une plus grande preuve de ma gratitude, qu'en me conformant à leurs bons et loyaux avis; heureux si en les utilisant, je puis considérer mes succès comme leur propre ouvrage.

POUTET.

COPIE de la lettre de Son Excellence Monseigneur, Comte DECAZES, *Ministre de l'intérieur*, *à M.r* POUTET, *Pharmacien*, *à Marseille.*

N.° 9721. Paris, le 14 Août 1819.

MONSIEUR, j'ai soumis à l'examen du Comité Consultatif des Arts et Manufactures, attaché à mon Ministère, les nouveaux détails que vous m'avez adressés par votre lettre du 11 juin dernier, sur les moyens de reconnaître la falsification de l'huile d'olive par celle de graines.

Il vient de terminer son travail et de m'adresser le résultat des expériences auxquelles votre découverte a donné lieu. Je ne puis mieux, Monsieur, vous faire connaître l'opinion que le Comité a émise à ce sujet qu'en vous transmettant une copie de son rapport : il me paraît tout à votre avantage.

En communiquant le procédé par vous découvert pour reconnaître la falsification de l'huile d'olive, vous avez rendu un véritable service au Commerce et à nos Manufactures ; vous augmenterez, Monsieur, le prix de ce service par la publication d'une instruction que vous avez le projet de rédiger et dans la rédaction de laquelle vous saurez mettre a profit les Conseils du Comité Consultatif. Sous ces deux rapports, quoique vous ayez déjà reçu des Fabricants de savon de Marseille, une récompense de 2400 francs, je me réserve de statuer ultérieurement sur la nature de l'encouragement que peut mériter un tel procédé ; l'exécution de l'Ordonnance du Roi, du 9 avril dernier, m'en fournira sans doute prochainement l'occasion : vous savez que cette Ordonnance a promis des récompenses à ceux qui ont contribué depuis dix ans, à l'amélioration et au perfectionnement des Fabriques, et il est à croire que le département des Bouches-du-Rhône, vous présentera comme ayant droit d'y participer. Je me borne, en ce moment, à vous faire l'envoi d'une copie du rapport du Comité Consultatif et à payer à votre zèle et à vos travaux, le tribut d'éloges qui vous est dû.

J'ai l'honneur, Monsieur, de vous offrir l'assurance de ma considération,

Le Ministre Secrétaire d'État de l'intérieur,

Signé, LE COMTE DECAZES.

COPIE du rapport du Comité Consultatif des Arts et Manufactures, adressé à Son Excellence *le Ministre de l'intérieur.*

Paris, le 27 Juillet 1819.

Monseigneur,

Nous avons reçu les nouveaux détails que M.r Poutet, de Marseille, a adressés à Votre Excellence sur les moyens de reconnaître la falsification de l'huile d'olive par celle de graines, et nous nous sommes empressés de répéter quelques unes de ses expériences dont nous allons avoir l'honneur de vous présenter les principaux résultats, avec nos observations.

Le moyen proposé par M.r Poutet, est fondé sur la propriété qu'a le nitrate acide de mercure de congéler et de solidifier, après quelques heures, l'huile d'olive, lorsqu'il a été mélangé avec cette substance, à une température de 20 degrés, tandis qu'il laisse presque entièrement liquides les huiles de graines, qu'il colore en jaune orange, et dans lesquelles il ne détermine la formation que d'un précipité plus ou moins abondant, suivant les quantités d'huile de graine ajoutées au mélange, précipités qui n'ont jamais la dureté de ceux qu'on obtient avec l'huile d'olive.

Ainsi, en traitant, comme l'indique M.r Poutet, huit grammes de nitrate acide de mercure, avec 96 grammes d'huile d'olive pure, toute la masse, après quelques heures, s'est concrétée en une masse jaunâtre, recouverte d'une couche blanche. Le lendemain de l'opération, cette matière était solide.

L'huile d'œillete, pure, traitée de la même manière, est restée liquide très claire; elle est devenue d'une couleur jaune orange; le dépôt qui s'y est formé était peu abondant et d'une couleur jaune verdâtre.

Si l'on fait cette même opération avec les mêmes proportions de nitrate et d'une égale quantité d'huile d'olives, mais dans laquelle on aura ajouté 1 vingtième d'huile d'œillet, le mélange, après quelques heures, sera bien pris en masse, mais cette combinaison est beaucoup moins dure que celle qui se fait avec l'huile d'olives pure.

Quand l'huile d'olives contient 1 dixième d'huile d'œillet, le mélange se concréte en une matière jaunâtre qui n'a plus que la consistance des huiles figées ou du miel. En ajoutant à l'huile d'olives de plus grandes quantités d'huile d'œillet, une partie reste toujours liquide, transparente, et le dépôt qui s'y forme est d'autant moins abondant que les proportions de l'huile d'œillet sont plus grandes.

Ce moyen proposé par M.r POUTET, nous paraît meilleur pour reconnaître la falsification des huiles, que tous les procédés qui ont été indiqués jusqu'à présent. Ce moyen nous paraît sur-tout très bon, lorsqu'on peut opérer comparativement sur des huiles pures et sur des huiles mélangées. On ne peut mieux comparer ce procédé qu'à l'essai au moyen du touchau ; dans ces deux opération, les résultats qu'on en obtient sont d'autant plus précis, que la personne qui opère a plus d'habitude de ces genres d'essais. Pour rendre ce moyen plus exact et le mettre à la portée de tous les Négocians et Manufacturiers, il faudrait que M.r POUTET publiât une instruction très claire à laquelle il conviendrait qu'il ajoutât une table indiquant, par chaque 5 centièmes, les effets produits par le nitrate de mercure sur les mélanges d'huile d'olives avec les huiles de graines les plus généralement répandues dans le Commerce. Si ces tables pouvaient être faites à 1 centième, ce travail serait encore préférable.

Il faudrait que l'Auteur indiquât avec beaucoup de soin, non-seulement le tems nécessaire pour chaque opération, mais le degré de température à laquelle il aurait opéré ; car nous sommes certains que M.r POUTET doit obtenir en 2 ou 3 heures, à Marseille, des résultats qui nous ont demandé plus de 6 à 7 heures. La Ville de Marseille où l'on emploie de si grandes quantités d'huile d'olive, pour la fabrication des Savons, devait, plus qu'aucun autre, apprécier l'importance de ce procédé, qui paraît déjà y être adopté avec beaucoup de succès et qui a valu à son Auteur une récompense de 2400 francs. Nous pensons donc que Mr POUTET a rendu un véritable service au Commerce et à nos Manufactures.

Nous avons l'honneur d'être, etc.

Signés, THENARD, *Président*; GAY LUSSAC, BOURD, PAJOT DESMARETS, GUILLARD-SENAINVILLE, *Secrétaire*.

INSTRUCTION

POUR RECONNAITRE

LA

FALSIFICATION DE L'HUILE D'OLIVE

PAR CELLE DE GRAINES.

LA Fabrication du Savon, justement reconnue comme le fleuron de l'industrie Marseillaise, recevait depuis quelques années, des atteintes funestes par la falsification des huiles d'olive destinées à la saponification et à d'autres arts industriels. Les Fabricans se plaignaient de ce qu'on mêlait à de l'huile pure, celles d'œillete et de Colza, dont l'infériorité du prix comparativement à celui de l'huile d'olive, donnait lieu à ce nouveau genre de fraude. Plusieurs de ces Messieurs m'invitèrent, en janvier dernier, à rechercher un moyen chimique, à l'aide duquel on put reconnaître ces mélanges qui étaient d'autant plus nuisibles à leurs intérêts et au bien public, que l'addition d'une huile étrangère à celle d'olive, s'opposait à la bonne composition des Savons et déterminait souvent la liquefaction de ce produit manufacturier.

Pour atteindre le but que je m'étais proposé, j'étudiai la nature des huiles qui devaient faire l'objet de mes recherches. L'huile d'olive formait des Savons durs avec la soude caustique : un effet contraire se manifestait par l'huile de graines qui devenait le dissolvant des produits qu'on en confectionnait. Nul doute alors que ces huiles ne fussent de nature étrangère à celle d'olive et qu'elles dussent offrir des phénomènes particuliers par l'action des réactifs.

Voulant connaître l'action du *per-nitrate acide de mercure* sur les huiles d'olive et de graines, *je préparai ce réactif avec 7 parties et demie d'acide nitrique, à 38 degrés, et six parties de mercure que je laissai dissoudre, à froid, dans l'acide*. J'obtins une préparation qui resta fluide par l'excès d'acide qui s'opposait à sa cristallisation.

Je combinai une partie de ce réactif avec douze parties d'huile d'olive pure; j'agitai le mélange ; durant cet intervalle, il s'était troublé en blanc jaunâtre ; dans trois à quatre heures, il fut congélé (1) ; puis, il se concréta parfaitement avec efflorescence blanche à la superficie et ressembla en tout à la pommade citrine des pharmaciens.

Je fis en même tems le mélange d'une partie de réactif avec douze parties d'huile d'Œillete. La combinaison se troubla, laissa précipiter des flocons blancs, se colora en jaune rougeâtre et resta totalement fluide, à l'exception d'un peu de matière résiniforme qui occupa le fond du vase.

De l'huile de Colza traitée de la même manière, se colora fortement en rouge foncé et se convertit en une pâte faîblement congélée.

Les huiles de laitue, de lin et de noix

---

(1) Je fais une différence de la congélation d'avec la concrétion, en ce que la première est le résultat d'une consistance molle, gélatineuse, et que la seconde est caractérisée par l'entière solidité de la substance.

se colorérent en rouge et restèrent également fluides.

Je mêlai ensuite, dans plusieurs fioles, le réactif avec des combinaisons de diverses quantités d'huile d'olive et de celle de graines. Ces mélanges agités aussi pendant deux heures, ne se concretèrent pas, se congélèrent partiellement huit à dix heures après leur confection, et il parut à leur superficie d'autant plus d'huile fluide et translucide, que j'y avais davantage introduit de l'huile d'Œillete. Les combinaisons d'une partie de cette dernière avec autant de celle d'olive, restèrent fluides et se sont conservés jusqu'à ce jour dans l'état de transparence depuis quelques mois dont date leur préparation.

Telle a eté la base de ma découverte, faite le 24 janvier dernier. J'en répétai les essais sur diverses huiles d'olive et de graines et l'annonçai à M.r le Marquis de Montgrand, Maire de Marseille, en lui ajoutant que l'on reconnaissait par ce procédé, depuis dix centièmes d'huile de graines introduite dans celle d'olive, jusqu'à une plus haute dose.

M.r le Maire me fit l'honneur de répondre à cette annonce, avec l'expression d'un Magistrat aussi éclairé que satisfait de la production des choses utiles, et en fit part à la Chambre du Commerce et au Conseil des Prud'hommes pour la Fabrication du Savon.

Le Président du Conseil écrivit à Monsieur le Maire, me fit des propositions que j'acceptai, et comme le procédé n'était pas encore publié, le Conseil m'adressa onze échantillons numérotés, parmi lesquels se trouvaient des huiles pures et mélangées en toutes proportions avec celle de graine, pour qu'à la réception et après leur analyse, je lui en fisse un rapport particulier.

Le 13 février, je me présentai au Conseil, et fis lecture de mon rapport; je designai les numéros 7 et 11, comme purs; ils l'étaient effectivement. Tous les autres numéros furent reconnus par mon examen, mêlés à de l'huile d'Œillete, dont je désignai les quantités approximatives.

Le Président, à son tour, me fit lecture du procès-verbal des opérations du Conseil, lors du mélange des huiles, fait à huis clos, et me déclara que les numéros 7 et 11 étaient purs d'après mon opération, convint du mélange avec l'huile d'œillete dans tous les autres numéros, à l'exception du numéro 2, qu'il m'observa être le résultat d'une combinaison particulière (2), et m'ajouta que les quantités d'huile de graines que j'avais désignées, n'étaient exactes que dans deux à trois numéros seulement, ce à quoi je m'attendais d'après ce que j'avais annoncé, que cette appréciation ne pouvait être qu'approximative.

(2) A cette époque, la découverte datait de 20 jours. Ni le procédé, ni le réactif n'étaient encore connus du Conseil. L'huile du N.° 2 était, selon MM. les Prud'hommes, un mélange d'une faible portion d'huile de Corron et le restant de celle de Corfou. Cependant cette dernière qui, comme l'huile de Tunis, à pû présenter l'un des caractères de l'existence de l'huile de graines, ne m'en offre plus aujourd'hui par une foule d'observations que j'ai faites sur la nature de cette huile congélée dans le jour de l'opération et parfaitement concrétée le lendemain par le réactif qui ne tarde pas de la blanchir en masse. Il est bon d'observer, pour rétablir les faits, que les opérations et le rapport furent le résultat de 7 à 8 heures d'observation. La difficulté d'éclairer avec MM. les Prud'hommes, le seul point de dissidence sur le N.° 2, dans la Séance du 13 février, était d'autant plus grande, qu'en soutenant la discussion, j'étais obligé de me

Le 16, je fis connaître ce procédé à MM. les Fabricans de Savon et Négociants de cette Ville, que M.[r] le Comte de Villeneuve m'avait autorisé à réunir dans l'une des salles de la Préfecture. Ces opérations eurent lieu en présence des principales Autorités.

Les huiles pures se congélèrent et se concrétèrent parfaitement. Celle d'œillete resta fluide : les combinaisons de 50 centièmes de cette dernière, avec celle d'olive, le furent également ; et dans toutes les fioles, où j'ajoutai de l'œillete en toutes proportions avec l'huile d'olive, on observa des quantités d'un fluide jaune à la surface des mélanges, proportionnées à celles de l'huile de graine introduite. L'exposition de ces

---

tenir en réserve, pour ne pas faire soupçonner les différents états dans lesquels les huiles pures et mélangées, devaient se trouver après l'action du procédé. En définitive, le seul doute des Membres du Conseil sur le N.° 2, n'a servi qu'à me faire persévérer dans mes recherches sur toutes les huiles d'olive connues à Marseille, et à pouvoir produire aujourd'hui le résultat d'observations plus aptes à fixer l'attention du public et des incrédules.

résultats à la Préfecture, eut lieu pendant trois jours consécutifs.

La méthode ne tarda pas d'être à l'usage des Fabricans. M.r le Préfet qui m'avait honoré de plusieurs lettres de félicitations à ce sujet, me demanda un rapport des opérations auxquelles ce Magistrat avait bien voulu assister, et en envoya le contenu à Son Excellence le Ministre de l'intérieur.

Depuis cette époque, j'ai adressé à Son Excellence, d'après l'invitation qu'elle a daigné m'en faire, les nouvelles observations que j'ai recueillies sur l'analyse des huiles, la méthode par laquelle j'opère, et les remarques particulières sur les diverses espèces d'huile de graines. Le Ministre m'a fait l'honneur de me prévenir qu'il avait renvoyé mon nouveau mémoire à l'examen du Comité Consultatif des Arts et Manufactures.

Comme ce nouveau travail ne peut qu'ajouter au manuel que j'ai offert à Messieurs les Fabricans, je vais en tracer l'esquisse pour remplir la tâche que je me suis imposée.

J'observe d'abord qu'il est nécessaire que le réactif soit fait, comme je l'ai déjà dit, avec six onces de mercure que je fais dissoudre, à froid, dans sept onces et demie d'acide nitrique, marquant environ 38 degrés à l'aréomètre.

Pour reconnaître la présence de l'huile de graines dans celle d'olive, on commence par peser 8 grammes (2 gros) de ce réactif que l'on combine, dans une fiole, avec 96 grammes (3 onces) de l'huile soumise à l'essai.

On agite le mélange de dix minutes en dix minutes, en faisant mouvoir le liquide du bas en haut; on continue d'agiter par intervalles, jusqu'à ce qu'il se soit écoulé deux heures du moment du mélange à celui où on l'abandonne.

Il arrive que si l'huile d'olive est pure, elle se congèle dans 3 à 4 heures en hiver, et dans 6 à 7 heures à la température actuelle;

Que durant le tems de l'agitation, les stries qui se forment aux parois de la fiole, se détachent par le mouvement;

Que de l'état de congélation analogue à celle du beurre mou, la matière passe le lendemain à l'état de concrétion.

La masse concretée acquiert ensuite une couleur plus blanche, qui se manifeste totalement dans les huiles de Canée et de

Calabre et partiellement dans celles de Provence. Tels sont les caractères des huiles pures.

On s'assure que les huiles de France et de l'étranger sont impures et altérées par l'huile d'œillete, lorsqu'après demi heure qu'on a commencé de secouer la fiole, les stries qui se forment aux parois du vase où l'huile séjourne, restent attachées malgré l'agitation, et que le fluide est presque transparent ; qu'enfin 6 à 7 heures après son mélange avec le réactif, l'huile n'est pas congélée, et que la congélation retardée est ensuite nulle ou partielle. Un quart, un tiers, une moitié d'huile surnageante, se présente aux surfaces d'un corps grenu, opaque, en consistance de bouillie épaisse. Le volume de fluide est subordonné à la quantité de l'huile d'œillete incorporée. 33 centièmes de cette dernière avec 67 parties d'huile d'olives, laissent le mélange fluide et diaphane. Des concrétions résiniformes occupent, dans ce dernier cas, le fond des fioles.

La couleur qui se manifeste dans les huiles falsifiées, est plus jaunâtre que celle de l'huile pure, après l'opération. L'intensité de la couleur se manifeste plus fortement dans les mélanges de Colza. Par la présence de l'une comme avec l'autre de ces huiles de graines, les combinaisons se colorent davantage en jaune brunâtre, au fur et à mesure qu'on les conserve. Ces changemens sont occasionnés par les divers états d'oxidation du mercure, ce qu'on n'a pas lieu d'observer dans l'analyse des huiles d'olives.

L'huile de Colza, pure, Oxide au *maximum*, le mercure en rouge (3), ce qui fait que la fraude avec cette huile, ne peut pas être méconnue. Ainsi, l'espérance qu'on avait que le procédé au per-nitrate, ne pourrait pas découvrir la présence de l'huile de

---

(3) Du rouge foncé, l'huile de Colza, congélée, devient, quelque tems après, grise aux surfaces. Le nitrate de mercure se décompose, et le métal passe à l'état de protoxide. C'est alors que son odeur devient insupportable par sa rancidité. Les mélanges de Colza, depuis douze centièmes de cette huile de graines avec celle d'olive, restent fluides aux surfaces; et si le lendemain ou le surlendemain de l'éssai, une légère dose d'huile de Colza introduite, se congéle, la partie supérieure est jaunâtre, grumêlée et semblable à du jaune d'œuf durci. Ce dernier phénomène est surtout remarquable dans l'analyse des récences, qui contiennent de cette huile de graines.

Colza, ne s'est pas réalisée, soit que cette huile ait été épurée ou non ; et ce qui prouve que sa congélation, lorsqu'on la traite seule par le réactif, ne devait pas être favorable à la cupidité, c'est que si on mêle le Colza avec 50 centièmes d'huile d'olives, cette combinaison d'un beau jaune orangé, ne présente que la moitié de son volume à l'ètat de congélation ; la superficie est fluide.

Ce dernier phénomène se rapporte à celui qu'on observe dans les mélanges de Colza et d'œillete qui, traités par le réactif, restent fluides et transparents, parce que ces huiles combinées ne sont pas de la même neture, et que leurs molécules n'ont pas de tendance à la congélation qui caractérise l'une de ces huiles.

C'est ainsi qu'au moyen de l'art, on parvient à développer les diverses propriétés des produits naturels, et que l'apparente analogie disparaît à l'analyse chimique.

Mr Peclet, Professeur de Chimie au Collége Royal de Marseille, avantageusement connu par les cours publics dans lesquels ses discours improvisés ont porté l'empreinte d'une diction pure et d'un profond savoir, a été témoin de mes expériences sur l'analyse des huiles dans son laboratoire. Nous y avons traité des huiles fines de Provence, d'autres marchandes de mételin et des récenses. Les unes et les autres ont été mêlées avec le réactif dans leur état de pureté et en combinaison avec diverses proportions d'huile d'œillette et de Colza. Ce Professeur, dans la leçon qui a succédé à ces expériences où les huiles de graines s'étaient isolées, a déclaré, en montrant les résultats à son nombreux auditoire, qu'il était facile de distinguer la présence de l'huile de graines dans l'huile d'olive qui en contiendrait, et qu'avec un peu d'habitude, en faisant des mélanges depuis 5 centièmes d'huile de graines jusqu'à des doses plus élevées, on parviendrait à en reconnaître les quantités approximatives. C'est ici le cas d'observer que le véritable talent (4) est

(4) M.r Pelletier, Membre de la Société des pharmaciens de Paris, a fait un rapport, au nom de la Société, sur le procédé que j'emploie pour l'analyse des huiles, dans le N.° 8, du Journal de pharmacie et des sciences accessoires. Ce chimiste distingué, après avoir fait une analyse succinte de la méthode et des phénomènes qu'elle présente, en reconnaît le prin-

toujours accompagné de la franchise et de l'impartialité.

Curieux de connaître l'action de quelques nitrates métalliques sur l'huile d'olive pure et mélangée avec celle de graines, j'ai essayé les nitrates acides de Cobalt, d'antimoine, de fer, de plomb et de cuivre. Les deux premiers ne concrétent en blanc, les huiles pures que dans quelques jours et congélent plus tard des mélanges avec de petites proportions d'huile de graines. Les faits qu'ils présentent ne sont guères intéressants. Le

---

cipe certain; M.r Pelletier observe avec juste raison, que ne trouvant pas dans ma première notice, les proportions des principes constituants de mon réactif, il a pensé devoir employer le nitrate de mercure au *minimum*. Encore, avec cette dernière préparation qui ne pouvait opérer des effets notables qu'en l'employant chaude et instantanément, M.r Pelletier, qui a remarqué des cristallisations du protonitrâte au fond des fioles, a solidifié l'huile d'olive pure, après une nouvelle agitation, et a trouvé semi fluides les mélanges de cette dernière avec l'huile d'œillete. Je me suis procuré l'avantage de fournir aussitôt de nouvelles notions à l'honorable rapporteur, avec le précis des observations subséquentes à la brochure que mes collègues de la Société ont bien voulu honorer du dépôt dans leur Bibliothéque.

nitrate acide de fer ne congéle pas l'huile d'olive, le jour de l'opération ; concrétée ensuite, elle offre une couleur d'un rouge brun, variée par sa production et absolument semblable à du beau porphire. Ce même nitrate congéle imparfaitement l'huile d'olive mêlée avec 12 centièmes d'œillete. La couleur de la masse est d'un brun clair, homogène. La surface est recouverte d'une huile fluide qui est devenue d'un noir brunâtre. Le nitrate de plomb, fait à froid, avec 4 onces et demie d'acide nitrique à 38 degrés et 1 once de plomb en grenailles, décanté, aussitôt après l'action de l'acide, de dessus son dépôt d'oxide de plomb, congéle en blanc, dans moins de deux heures, les huiles pures qui sont solidifiées le lendemain. Un mélange de onze centièmes d'huile de pavôt, ajoutés à l'huile pure, traité par le per-nitrate de plomb, se congéle plus faiblement et ne se concréte pas. Une tige qu'on y plonge, occasionne des gerçures. Cette dernière fiole conservée, a présenté un caractère saillant, quelques jours après. L'huile d'œillete s'est isolée par les parois et a offert de larges tâches d'un très beau jaune, au milieu de la masse blanche, ce qui n'est dû qu'au passage du plomb à l'état de protoxide, par l'action simultanée du métal et de l'huile de graines.

Le nitrate acide de cuivre, par exemple, ne congéle que partiellement les huiles d'olive; mais, ce qui est remarquable, c'est que si on combine à parties égales le nitrate de cuivre avec le per-nitrate de mercure, le mélange non décomposé et ajouté, à la dose de 8 grammes, (2 gros) à de l'huile pure, la congéle en un vert magnifique. Demi-once de ce réactif concréte cette dernière et la blanchit presque en masse. Deux gros de ce nitrate double mêlés à de l'huile d'olive associée avec 12 centièmes d'huile d'œillete, laisse le mélange sémi-fluide; la partie inférieure congélée, présente des couleurs vertes, brunâtres et irisées. Le fond du vase est parsemé de molécules isolées, d'un vert pâle. Le liquide surnageant est de couleur de feuille morte. A ces phénomènes qui distinguent essentiellement l'huile falsifiée d'avec l'huile pure, on observe encore que durant l'agitation du mélange, les stries attachées aux parois de la fiole, sont de la couleur du verdet. Ce procédé qui confirmerait les mélanges avec l'œillete, tout en venant à l'appui du principe établi sur les effets du per-nitrate acide de mercure, serait impropre à déterminer les quantités approximatives des huiles étrangères à celle d'olive.

OBSERVATIONS GÉNÉRALES.

L'isolement des quantités d'huile de graines ajoutées à celle d'olives, est plus abondant lorsque la température est plus haute; d'où il suit que l'appréciation ne peut en être qu'approximative; mais ce qui vient bien à l'appui de ce que j'avais annoncé, page 3 et 4 de mon Manuel, c'est que l'élévation de température plus favorable à la découverte de la fraude, n'empêche pas la forte concrétion des huiles d'olive pures, sans exception d'origine ou de qualité.

Depuis que la température est à vingt dégrés, j'ai fait successivement des expériences sur diverses huiles d'olive indigènes et étrangères, ainsi que sur des récences; j'ai reconnu qu'en agissant sur les huiles pures, elles étaient toutes congelées dans 6 à 7 heures au plus; que le lendemain elles étaient bien concrétées et que par-tout où j'avais introduit dans l'huile d'olive, depuis dix centièmes jusqu'à 33 centièmes de celle d'œillete, je n'avais obtenu de congélation partielle que le lendemain de l'essai, là où la dose de l'huile d'œillete n'excédait pas quinze centièmes, et qu'au-dessus de cette quantité, les mélanges liquides laissaient d'autant moins déposer des concrétions, que les proportions de l'œillete étaient élevées.

Ayant donc reconnu que l'élévation de la température n'opérait d'autre différence dans les résultats, qu'une plus grande quantité de fluide dans les huiles frélatées, j'ai paré à cet inconvénient par un moyen chimique basé sur les propriétés des récenses.

Avant de parler de ce moyen, j'observerai que les récences sont vertes ou brunâtres, qu'elles sont plus ou moins épaissies par l'oxigène et par l'élaboration qu'on fait éprouver au marc d'olive pour leur fabrication. Ces huiles ont la propriété de donner des Savons plus durs, ce qui confirme l'opinion de Curaudeau, que l'oxigène joue un rôle dans la saponification. Cette vérité est aujourd'hui mieux démontrée, depuis qu'on sait que les alcalis de soude et de potasse sont des oxides métalliques. Voilà pourquoi le per-nitrate acide de mercure concréte les huiles et que le nitrate neutre (5) les laisse fluides.

J'ai remarqué que les huiles récenses traitées par 16 grammes de réactif, dose que j'ai premièrement indiquée, laissent isoler parfaitement l'huile d'œillete qu'on y a introduite. La ligne circulaire à laquelle cette huile s'arrête, est régulière. Le fluide finit par se congéler faiblement et peut être séparé facilement de la portion qui s'est concrétée. J'ai observé de plus, que pour que l'huile isolée aux surfaces des mélanges conserve sa fluidité et sa transparence, la dose de réactif nécessaire à l'analyse des huiles marchandes, était suffisante pour reconnaître à leur totale congélation, les récences pures; ensuite, qu'il convenait de n'agiter les fioles par petites intervalles, que pendant demi heure; car en continuant de les sécouer, une petite quantité d'huile d'œillete ajoutée à la récense naturellement épaisse, finit par s'y combiner; au lieu qu'en attendant les effets du réactif, cette huile falsifiée, laisse

---

(5) Observation de M.r A. B. de Marseille.

isoler régulièrement celle d'œillete qui reste fluide, transparente, colorée en vert plus ou moins intense. Ce nouveau perfectionnement qu'on attendait de mes nombreux essais (6), était d'autant plus indispensable, que la dose de demi once de réactif isolait aussi les huiles de pavôt introduites dans de petites proportions, aux huiles marchandes et aux récenses. Mais, comme la moindre agitation suffisait pour congéler le lendemain cette huile, l'expérience n'était pas assez saillante pour les personnes auxquelles il eut fallu démontrer la falsification (7), au lieu que par la méthode

---

(6) Je puis évaluer les essais variés sur toutes les huiles d'olive connues, au-delà d'un millier, soit de la part des Fabricans, soit en y comprenant ce que j'ai dû faire pour mon instruction.

(7) Doit-on considérer mon procédé autrement que comme une entrave à la fraude, ou bien doit-on la réprimer lorsqu'elle sera reconnue à l'aide des moyens qu'il présente? Cette question est hors de doute depuis que le Comité consultatif des Arts et Manufactures attaché au Ministère de l'intérieur, vient de sanctionner ce procédé. Il est présumable que la fraude ne sera pas tolerée, puisqu'on a chargé, en son tems, des Commissaires examinateurs de vérifier des prétendus mélanges d'huile de graines avec d'autre huile de graines. Par cette nomination, on croyait devoir s'éclairer; cependant il n'existe aucun mo-

que je viens de décrire, je possède des récenses mêlées avec 12 centièmes d'huile de pavôt qui est parfaitement isolée et transparente, depuis deux mois que je conserve ces mélanges élaborés de ma combinaison.

l'huile de Colza se sépare à la superficie des récenses dans l'état d'opacité et susceptible de couler de la fiole. La couleur de cette huile est d'un jaune foncé.

J'ai donc pensé que je pourrais chimiquement donner à toutes les huiles d'olive

---

yen chimique pour ce genre d'analyse. Si une pareille mission, d'ailleurs remplie par des hommes éclairés, devait offrir des résultats satisfaisants et presque basés sur le goût et l'odorat exercés sur l'huile d'œillete soumise à l'examen, il fallait, dans ce cas, admettre l'axiome connu, *de gustibus non disputandum*. Que ne doit-on pas attendre de l'analyse des huiles d'olives, lorsqu'on parvient à isoler l'huile de graines qu'on y a introduite et que plusieurs des phénomènes physiques si bien décrits par M. Pelletier, viennent constater les mélanges frauduleux. Veut-on, comme me l'a dit quelqu'un qui cultive les sciences, séparer l'huile de graines sans qu'elle soit altérée par des réactifs ? C'est comme si on disait que l'on peut reconnaître l'introduction de l'eau commune dans de l'eau distillée, sans employer l'acetate de plomb ou l'hydro-chlorate de baryte.

on reconnait, après l'action

Approximative de l'Huile de

tif des Arts et Manufactures.

LIATION l'agièmes la graines pà celle ve.	PHÉNOMÈNES PARTICULIERS, observés le lendemain de l'opération.
1/jèm.	...iaem.
1/jèm.	Fluide verdâtre transparent.
1/jèm.	Fluide verdâtre transparent.
1/jèm.	Concréte, configurations en choux fleurs à la surface.
1/jèm.	Masse congélée, fluide verdâtre.
1/jèm.	Flaide jaunâtre avec petit grumeaux.
2 . . .	Masse concréte, lisse, peu de couche blanche.

Huide Graines et qu'il s'agit seulement d'en reconnaî-
pploi de l'Huile oxigénée n'est donc utile que dans
quar, ne s'ajoute jamais aux Huiles récenses, puisque
caines et marchandes pour Fabrique, on employera
ne ss Huiles marchandes qu'on devra secouer de tems
liedc 19 degrés, il faut 7 heures pour la congéla-
npérdes rayons solaires, et qu'à quelques degrés au-
on de Graines. Là où j'ai associé l'Huile oxigénée à
opérlas où on voudra s'assurer de la pûreté de l'Huile.
qu'à plus chargée de stéarine ou principe solidifiant,
adigé espace de tems. Quant au procédé et à la ma-
desltre au courant de l'analyse des Huiles.

la qualité des récences, et parer, comme je l'ai déjà dit, aux effets de la haute température pour la séparation régulière des huiles de graines, en ajoutant aux huiles que je veux analyser, une petite dose d'huile oxigènée par l'acide nitrique. Je prépare cette huile en faisant bouillir légérement sur de la cendre mêlée à de la petite braise, de l'huile d'olive pure avec un douzième d'acide nitrique. Je laisse ce mélange se congéler faîblement (8) et l'emploie dans cet état, comme réactif sécondaire que j'ajoute au per-nitrate de mercure, uniquement dans les contr'épreuves où je veux apprécier plus exactement la quantité de l'huile de graines.

Voici comme j'opère.

Je pese dans une fiole à médecine dont le tiers puisse demeurer vuide, douze grammes d'huile oxigènée et 8 grammes de per-nitrate de mercure, j'ajoute à ces substances les 96 grammes d'huile à essayer. J'agite

---

(8) On peut avoir une petite provision de cette huile oxigènée qui reste concrétée : il suffit de l'approcher légérement du feu pour la liquéfier et en peser la dose nécessaire à l'analyse.

TABLEAU des quantités d'Huile de Graines ajoutées à diverses qualités d'Huile d'Olive et des effets auxquels on reconnaît, après l'action du Nitrate Acide de Mercure, les Huiles pures d'avec celles qui seraient falsifiées, ainsi que la quantité Approximative de l'Huile de Graines introduite dans celle d'Olive.

Dressé d'après le vœu de Son Exc. le Ministre de l'Intérieur et de MM. les Membres composants le Comité Consultatif des Arts et Manufactures.

Désignation et quantités d'Huile d'Olive.	Désignation et quantités d'Huile de Graines, ajoutées à celle d'Olive.	DOSE de Nitrate Acide de Mercure.	HUILE Oxigénée pour reconnaître la quantité de l'Huile de Graines introduite.	Température à laquelle l'on fait ces opérations.	Durée de l'agitation des mélanges, secoués par intervalles.	TEMS nécessaire pour la Congélation des Huiles.	RÉSULTATS, le jour de l'Opération.	VOLUME de Liquide séparé de la Masse, le lendemain de l'opération.	Appréciation des Centièmes d'huile de graines ajoutée à celle d'Olive.	PHÉNOMÈNES PARTICULIERS, observés le lendemain de l'opération.
Canée 95 Grammes	. . . .	8 Grammes	Huile Oxig. 12 Gram	19 Degrés	2 Heures	7 Heures	Congélation Totale	. . . .	. . . . .	Masse dure ou concrète, couche blanche
Canée 96 Grammes	. . . .	idem. .	. . . .	idem. . .	1/2 Heure..	7 Heures	Congélation Totale	. . . .	. . . . .	Masse concrète, couche lisse et blanche.
	Œillet pure, 96 Gr.	id. . . .	. . . .	id. . . .	2 Heures...	ne se Congèle jamais	Totale Fludité . . .	. . . .	. . . . .	Fluide de couleur jaune orangé, peu de précipité.
Canée 91 Grammes	Œillet 5 Gr.	id. . . .	. . . .	id. . . .	2 Heures...	11 Heures	Peu de fluide à la surf.	. . . .	5 centièmes	Configurations en choux fleurs à la surf.
idem. 86 Gr.	idem. 10 Gr.	id. . . .	. . . .	id. . . .	2 Heures...	11 Heures	Fluide Jaune à la surf.	Bulles de Liquide .	10 centièm.	Pâte grumelée, } Bulles de liquide aux surfaces.
id. 85 Gr.	id. 10 Gr.	id. . . .	Huile Oxigénée idem	id. . . .	1/2 Heure..	11 Heures	Fluide Jaune à la surf.	idem	10 centièm.	Pâte grumelée, }
id. 81 Gr.	id. 15 Gr.	id. . . .	Huile Oxigénée. id.	id. . . .	1/2 Heure..	12 Heures	Demi Congélation.	Un tiers de la masse fl.	15 centièm.	Fluide jaune orange. } Aux surfaces.
id. 77 Gr.	id. 19 Gr.	id. . . .	Huile Oxigénée. id.	id. . . .	1/2 Heure..	14 Heures	Congélation Partielle.	Une moitié de Fluide.	20 centièm.	Fluide jaune orange. }
id. 72 Gr.	id. 24 Gr.	id. . . .	Huile Oxigénée. id.	id. . . .	1/2 Heure..	15 Heures	Peu de Congélation.	Trois quarts de Fluide.	25 centièm.	Fluide jaune orange. }
id. 64 Gr.	id. 32 Gr.	id. . . .	Huile Oxigénée. id.	id. . . .	1/2 Heure..	16 Heures	Point de Congélation.	5, 6.mes de Liquide .	32 centièm.	*Idem.*
	Colza Pure 96 Gr.	id. . . .	. . . .	id. . . .	2 Heures...	12 Heures	Congélation Partielle.	. . . .	. . . . .	Faible congélation, couleur rouge foncée
Canée 91 Grammes	Colza 5 Gr.	id. . . .	. . . .	id. . . .	2 Heures...	11 Heures	Peu de fluide à la surf.	. . . .	5 centièm.	Configurations en choux fleurs à la surf.
idem. 86 Gr.	Noix 10 Gr.	id. . . .	. . . .	id. . . .	2 Heures...	12 Heures	Faiblement Congelée.	. . . .	10 centièm.	Consistance d'huile figée, couleur jaune.
id. 85 Gr.	Laitue 10 Gr.	id. . . .	. . . .	id. . . .	2 Heures...	12 Heures	Congélation partielle.	. . . .	10 centièm.	Congelée, conf. en choux fleurs à la surf.
id. 48 Gr.	Laitue 48 Gr.	id. . . .	. . . .	id. . . .	2 Heures...	ne se Congèle Pas.	Totale Fluidité.	. . . .	48 centièm.	Fluide trouble de couleur jaune orange.
	Laitue pure 96 Gr.	idem. .	. . . .	id. . . .	2 Heures...	idem	Totale Fluidité.	. . . .	. . . . .	Fluide rougeâtre, précipité jaune.
Canée 85 Grammes	Lin 10 Gr.	id. . . .	. . . .	id. . . .	2 Heures...	16 h., encore Fluide.	Demi Congélation.	La moitié de Fluide.	10 centièm.	Concrétion sous forme d'un champignon
Corfou 96 Gr.	. . . .	id. . . .	. . . .	id. . . .	2 Heures...	7 Heures	Congélation Totale	. . . .	. . . . .	Masse concrète, couche lisse et blanche
Corfou 96 Gr.	. . . .	id. . . .	Huile Oxigénée. id.	id. . . .	1/2 Heure..	7 Heures	Congélation Totale	. . . .	. . . . .	Masse concrète, couche lisse et blanche
id. 91 Gr.	Œillet 5 Gr.	id. . . .	. . . .	id. . . .	2 Heures...	10 Heures	Fluide à la Surface	. . . .	5 centièm.	Couleur jaunâtre, consistance de Beurre.
id. 86 Gr.	idem. 10 Gr.	id. . . .	Huile Oxigénée. id.	id. . . .	1/2 Heure..	10 Heures	Fluide à la Surface	Un 6.me de Fluide .	10 centièm.	Consistance de Miel.
id. 81 Gr.	id. 15 Gr.	id. . . .	Huile Oxigénée. id.	id. . . .	1/2 Heure..	12 Heures	Fluide à la Surface	Un tiers de fl. jaunâtre	15 centièm.	Grumeaux dans le liquide surnageant.
id. 77 Gr.	id. 19 Gr.	id. . . .	Huile Oxigénée. id.	id. . . .	1/2 Heure..	12 Heures	Fluide à la Surface	Une moitié de Fluide.	20 centièm.	Grumeaux divisés dans le liquide.
id. 72 Gr.	id. 24 Gr.	id. . . .	Huile Oxigénée. id.	id. . . .	1/2 Heure..	12 h., Encore Fluide.	Fluide à la Surface	3/4 de Fluide . .	25 centièm.	Grumeaux divisés dans le liquide.
id. 64 Gr.	id. 32 Gr.	id. . . .	Huile Oxigénée. id.	id. . . .	1/2 Heure..	12 h., Encore Fluide.	Fluide.	Totalement Fluide	33 centièm.	Liq. roug. transparent, peu de dépôt.
id. 93 Gr.	Colza 2 Gr. 1/2	id. . . .	. . . .	id. . . .	2 Heures...	9 Heures	Congélation Partielle	. . . .	2 cent. 1/2.	Pâte molle, configurat. en choux fleurs.
id. 91 Gr.	Colza 5 Gr.	id. . . .	. . . .	id. . . .	2 Heures...	10 Heures	Congélation Partielle.	. . . .	5 centièm.	Config. en choux fleurs, très prononcée.
id. 86 Gr.	Colza 10 Gr.	id. . . .	. . . .	id. . . .	2 Heures...	12 Heures	Fluide à la Surface	Un 6.me de Fluide .	10 centièm.	Pâte jaunâtre, perforée.
id. 81 Gr.	Colza 15 Gr.	id. . . .	. . . .	id. . . .	2 Heures...	12 Heures	Fluide à la Surface	Un tiers de Fluide .	15 centièm.	Couleur jaunâtre.
Huile de Provence.	. . . .	id. . . .	. . . .	id. . . .	. . . . .	. . . .	. . . .	. . . .	. . . . .	Pures et mêlées avec les Huiles de graines,
Huile de Calabre.	. . . .	id. . . .	. . . .	id. . . .	. . . . .	. . . .	. . . .	. . . .	. . . . .	mêmes résultats qu'avec l'Huile de Corfou.
Tunis 96 Grammes.	. . . .	id. . . .	. . . .	id. . . .	2 Heures...	7 Heures	. . . .	. . . .	. . . . .	Masse concrète, peu de couche blanche.
86 Grammes.	Œillet 10 Gr.	id. . . .	Huile Oxigénée. id.	id. . . .	1/2 Heure..	10 Heures	Congélation Partielle.	Un tiers de Liquide .	10 centièm.	Couleur jaune, liquide transparent.
81 Grammes.	idem. 15 Gr.	id. . . .	Huile Oxigénée. id.	id. . . .	1/2 Heure..	12 Heures	Fluide Abondant .	Une moitié de Liquide	15 centièm.	Couleur jaune, liquide transparent.
77 Grammes.	id. 19 Gr.	id. . . .	Huile Oxigénée. id.	id. . . .	1/2 Heure..	12 Heures	Fluide Abondant .	3/4 de Fluide . .	20 centièm.	Couleur jaune, liquide transparent.
72 Grammes.	id. 24 Gr.	id. . . .	Huile Oxigénée. id.	id. . . .	1/2 Heure..	12 Heures	Totalement Fluide	4, 5.mes de Fluide .	25 centièm.	Couleur jaune, liquide transparent.
Récense de Grasse 96.	. . . .	idem. 8 Gr.	. . . .	à 22 Degrés.	1/2 Heure..	9 Heures	Congelée	. . . .	. . . . .	Concrète en masse de couleur verte pâle
Récense 96 Gr.	. . . .	id. . . .	. . . .	à 19 Degrés.	1/2 Heure..	7 Heures	Congelée	. . . .	. . . . .	Concrète plus fortement.
idem. 91 Gr.	Œillet 5 Gr.	id. . . .	. . . .	19 Degrés..	1/2 Heure..	10 Heures	Fluide à la Surface	. . . .	5 centièm.	Concrétion faible, s'isolant de la Soie par l'agitation.
id. 86 Gr.	idem 10 Gr.	id. . . .	. . . .	19 Degrés..	1/2 Heure..	12 Heures	Congélation Partielle.	1, 6.me de Fluide .	10 centièm.	Congelée en pâte grumelée.
id. 84 Gr.	id. 12 Gr.	id. . . .	. . . .	19 Degrés..	1/2 Heure..	12 Heures	Congélation Partielle.	1 quart de Fluide .	12 centièm.	Fluide verdâtre, avec petits grumeaux.
id. 81 Gr.	id. 15 Gr.	id. . . .	. . . .	19 Degrés..	1/2 Heure..	12 Heures	Cong. au fond du vase	1 Tiers de Fluide .	15 centièm.	Fluide verdâtre permanent, avec grum.
id. 77 Gr.	id. 19 Gr.	id. . . .	. . . .	19 Degrés..	1/2 Heure..	12 Heures	Peu de Congélation.	Une moitié de Fluide.	20 centièm.	*Idem.*
id. 72 Gr.	id. 24 Gr.	id. . . .	. . . .	19 Degrés..	1/2 Heure..	12 Heures	Signe de Congélation.	3/4 de Fluide . .	25 centièm.	Fluide verdâtre transparent.
id. 64 Gr.	id. 32 Gr.	id. . . .	. . . .	19 Degrés..	1/2 Heure..	12 Heures	Totalement Fluide	Totalement Fluide	33 centièm.	Fluide verdâtre transparent.
Récense de Grasse 91.	Colza 5 Gr.	id. . . .	. . . .	19 Degrés..	1/2 Heure..	10 Heures	Prête à la Congélation.	. . . .	5 centièm.	Concrète, configurations en choux fleurs à la surface.
id. 86 Gr.	Colza 10 Gr.	id. . . .	. . . .	19 Degrés..	1/2 Heure..	10 Heures	Fluide à la Surface	Un 6.me de Fluide .	10 centièm.	Masse congelée, fluide verdâtre.
id. 81 Gr.	Colza 15 Gr.	id. . . .	. . . .	19 Degrés..	1/2 Heure..	10 Heures	Fluide à la Surface	1 Quart de Fluide .	15 centièm.	Fluide jaunâtre avec petit grumeaux.
Mélange de plusieurs Huiles d'olive, indigènes et étrangères . .	. . . .	id. . . .	. . . .	19 Degrés..	2 Heures .	7 Heures	Congelée	. . . .	. . . . .	Masse concrète, lisse, peu de couche blanche.

NOTA. Par ces observations, on voit qu'il faut secouer, par intervalles, pendant deux heures, les Huiles soumises à l'essai, lorsqu'on n'a pas à déterminer les quantités approximatives de l'Huile de Graines et qu'il s'agit seulement d'en reconnaître la présence, dont on s'assure d'autant mieux, que l'Huile qu'on essaye par le réactif, tarde beaucoup plus de sept heures pour se congeler partiellement, ou à donner des signes de congélation. L'emploi de l'Huile oxigénée n'est donc utile que dans le cas, où après avoir reconnu l'existence de l'Huile de Graines, les parties désirent en connaître la quantité. Cette Huile oxigénée, avec laquelle il faut toujours employer le nitrate acide de mercure, ne s'ajoute jamais aux Huiles récenses, puisque c'est à l'imitation des propriétés de ces dernières que j'ai fait cette addition nécessaire. Ainsi, dans le cas où on voudra procéder à l'appréciation de la masse de l'Huile de Graines dans les huiles fines et marchandes pour Fabrique, on employera l'Huile oxigénée et on n'agitera les fioles que pendant demi heure de dix minutes en dix minutes. On ne secouera pas plus de demi heure les récenses, et soit qu'on opère sur celles-ci, comme sur les Huiles marchandes qu'on devra secouer de tems en tems pendant 2 heures, on ne devra plus toucher aux fioles. La congélation des Huiles pures aura lieu d'elle même dans 6 à 7 heures. On voit aussi par cet exposé que, si à la température de 19 degrés, il faut 7 heures pour la congélation de l'Huile d'Olive, on obtiendra ce résultat plus tardif à une température plus haute: qu'une température au-dessus de 22 degrés nuirait autant au succès de l'opération, que l'action immédiate des rayons solaires, et qu'à quelques degrés au-dessus de O, en hiver, la congélation sera moins tardive. Par conséquent, à une basse température, on devra obtenir moins de volume de fluide par l'analyse des Huiles qui contiendraient de celles de Graines. Là où j'ai associé l'Huile oxigénée à de l'Huile d'Olive pure, j'ai voulu démontrer que l'Huile oxigénée, n'influait en rien au succès de l'opération : qu'en conséquence on pourra employer à volonté ce réactif secondaire dans tous les cas où on voudra s'assurer de la pureté de l'Huile. Les expériences dont le résultat est exposé dans ce Tableau, serviront d'autant plus de base générale, qu'elles ont été faites dans le même jour et à une égale température, sur l'Huile de Canée la plus chargée de stearine ou principe solidifiant, jusqu'à celle du Tunis, qui est le moins saturée de ce principe. Enfin le mélange des Huiles d'Olive indigènes avec les Huiles d'Olive étrangères s'est concrété avec le même succès et dans le même espace de tems. Quant au procédé et à la manière de préparer le nitrate acide de mercure, voyez les pages 10, 11, 12 et 13. Les observations des pages 19 jusqu'à 25, ne seront pas sans intérêt pour les personnes qui désireront se mettre au courant de l'analyse des Huiles.

le tout par intervalles pendant demi heure, et je laisse le mélange en répos.

Si l'huile est pure, elle se congéle dans 6 à 7 heures et se concréte le lendemain.

Au contraire, un fluide isolé régulièrement, peu transparent, se présente à la surface des huiles falsifiées sur un corps gras, trouble, tendant à la congélation qui n'a lieu que le lendemain où l'huile de graines évaluée à la moitié de son volume, reste fluide: cette évaluation est basée sur ce qu'une partie d'huile d'œillete, empêche toujours qu'une autre partie de celle d'olive puisse se congéler.

C'est ici le cas de remarquer pourquoi un quart de fluide obtenu aux surfaces des huiles frélatées et soumises à l'action du per-nitrate acide de mercure (9), ne représente

(9) Le réactif dont je me sers, ne peut pas être désigné par le nitrate de mercure au *maximum*. (deuto-nitrate de ce métal). Ce dernier tâche la peau en noir et le per-nitrate acide en rouge. En ceci, mon réactif, fait à froid, participe des propriétés du deuto-nitrite, au lieu que le deuto-nitrate, quoique préparé en faisant bouillir un excés d'acide nitrique faîble sur du mercure, se cristallise en aiguilles, après

que dix à douze centièmes d'huile d'œillete ; un tiers, 16 centièmes ; une moitié, 25 centièmes ; la totalité du fluide ; à part deux à trois lignes de concrétion au fond des fioles, 33 centièmes.

Ces faits tiennent au principe fondamental de la découverte, que l'expérience prouvera dans le cours des essais qu'on voudra bien entreprendre. On observera que,

---

son refroidissement et l'évaporation du deutoxide d'azote. Le per-nitrate acide, au contraire, préparé sans le secours du calorique, fournit à peine en hiver, au fond des vases, un 40.e de cristaux qu'on a jugé inutile de faire dissoudre pour le succès de l'analyse des huiles. En été, cette préparation est fluide, et dans les divers états de température, elle retient encore un nitrite, ce qu'on reconnaît en versant sur le réactif, de l'acide sulfurique concentré qui en dégage du gaz nitreux. J'ai eu l'avantage de montrer le per-nitrate acide mercuriel incristallisable, à Mr Charles Desrône de Paris, qui dans un voyage qu'il a fait à Marseille, m'a procuré l'honneur de faire sa connaissance. Ce réactif est absolument le même que celui décrit par Baumé, page 795 de sa pharmacopée, pour la solidification de la graisse ; à la seule différence que les proportions de l'acide nitrique, sont de 8 onces sur 6 onces de mercure ; mais comme ce chimiste ne détermine pas le dégré de l'acide, la différence serait nulle si l'acide de baumé était à 33 à 34 dégrés.

40 à 50 centièmes d'huile d'œillete, ajoutés à 50 centièmes d'huile d'olive, produiront un mélange qui restera toujours fluide, mais moins rougeâtre que la seule combinaison de l'œillete avec le réactif.

Les huiles récenses combinées à la colle de farine, sont promptement découvertes; il suffit de les laver à l'eau froide, et sur-le-champ, l'eau devient d'un blanc de lait et laisse déposer l'amidon qui s'en sépare. Si on fait chauffer à feu nu, ces huiles telles et quelles, dans un vase quelconque, on obtient aussi-tôt une masse panaire. J'ai trouvé jusqu'à cinquante centièmes de collé de farine dans de la récense.

Les graisses et sur-tout l'axonge qu'on combine dans l'étranger, avec les récenses, sont plus que redoutables pour la savonnerie. Le Fabricant ne saurait trop s'attacher à faire analyser ces impurs mélanges qui sont d'un blanc sâle et verdâtre. Leur consistance varie, et c'est d'après cette dernière qu'on peut estimer approximativement la quantité de suif ou d'axonge introduits.

Les graisses sont reconnues dans les récenses par la propriété qu'a le per-nitrate acide de mercure de les congéler une à deux heures plutôt et de les concréter fortement. Mais pour n'avoir aucun doute sur la présence de la graisse, on n'a qu'à jeter ces récenses épaisses sur un filtre ; l'huile d'olive passe et le résidu consistant étant soumis à une forte ébullition, laisse vaporiser une odeur de suif ou d'axonge, suivant que l'une de ces deux substances y a été incorporée. Ce qui est digne de remarque, c'est que si la fraude s'attendait à paralyser le moyen de découvrir l'œillete dans les récenses, par une addition de graisse (10), ces mélanges se congélent à peine et n'arrivent pas à la concrétion, comme les récenses pures.

Or, l'assemblage de la graisse, des huiles de graines avec celle d'olive, occasionne des dégats dans les savons qu'on confectionnerait avec de pareilles récenses, que le Fabriquant ne manquera pas de repousser lorsque l'analyse les signalera.

---

(10) Un mélange de parties égales de graisse et d'œillete, se congéle très faiblement, jaunit au fur et à mesure qu'on le conserve ; la portion vuide de la fiole où la combinaison a été opérée, est recouverte aux parois d'une couche grise, brillante, de protoxide de mercure.

En me résumant à ce que toutes les huiles d'olive de France et de l'Étranger, sont toutes concréscibles par le per-nitrate de mercure, je me bornerai à terminer mes observations, par ne pas passer sous silence l'opinion de quelques contradicteurs de mon procédé, qui paraît se borner à l'espérance de trouver des huiles d'olive qui ne se concrétent pas (11); il est plus que facile de vérifier cette assertion hypothétique par des faits, car lorsque des procédés d'une utilité générale sont produits au public, la lice

(11) Les huiles de france qui ont pu être soumises à l'éssai du réactif et devenir concrétes par cet agent, sont celles des Bouches-du-Rhône, du Var, de l'Hérault. Les huiles étrangères qui se sont solidifiées par le per-nitrate sont celles de Canée, de Morée, de Naples, de Corron, de Corfou, d'Athènes, de Monopoli, de Galipoli, de Tunis, de Samos, de Zanthe, de Corse, de Sicile, de Mételin et de Calabre. S'il en est encore quelques-unes que l'occasion ne m'ait pas fait analyser, elles ne manqueront pas de se concréter, pourvu qu'elles soient pures. Les huiles étrangères désignées ci-dessus, ne varient entre elles que dans de plus ou moins grandes proportions de stéarine et d'élaïne, ce qui les rend aussi plus ou moins solides par l'action du réactif qui n'en isole pas des huiles colorées ou transparentes, comme dans leurs mélanges avec l'huile de graines.

est ouverte pour les examiner ; on expose les observations contraires ; on cite les personnes qui possédent les huiles qui méritent un examen approfondi et de la vérification nait la vérité. Lorsqu'on m'annonça que l'huile de monopoli ne s'était concretée que dans trois jours, j'examinai sur-le-champ cette huile obtenue de la même maison et de la même pile. Je la vis se congéler dans cinq heures et se concréter le lendemain, comme toutes les huiles d'olive.

Si on s'était prononcé franchement pour éclaircir ces points de question, on aurait provoqué de nouveaux examens publics ; mais on a préféré, pour mieux combattre, ne pas donner autant d'importance à une découverte à laquelle il était convenu de ne pas croire (12). Ceux qui ont espéré par ce

---

(12) La chimie a ses acides comme ses neutralisants. On trouvera toujours à Marseille, de très zélés défenseurs, lorsqu'il s'agira d'éclairer des points de litige. L'antipathie qu'on a eue pour mon procédé, par cela seul que j'en étais l'inventeur, a réduit au silence mes adversaires. En embrassant ce systême qui répoussait tout éclaircissement avec moi, il eut été mal-adroit de leur part, d'énoncer, dans quelques cas, qu'ils s'étaient servi de ma méthode et de mon réactif,

moyen, d'obtenir des avantages aussi déplorables, ne savaient pas, sans doute, que de nouveaux travaux devaient tromper leur attente.

Mais aujourd'hui que l'on admet qu'en matière de science, tout peut être discuté, et que les faits les plus avérés sont repoussés par une foule de motifs qu'il serait superflu de faire connaître, il n'est pas étonnant qu'on ait tâché d'atténuer les effets d'une utile découverte par de subtils raisonnements.

On s'est également prévalu sur ce que je n'avais point encore produit les proportions des principes constituants de mon réactif, que j'avais pourtant désigné avec excès d'acide, dans le Journal du département. On en a conclu, que puisque le ni-

---

L'avouer, c'eut été une faiblesse ; le taire, c'est la combinaison de l'envie. Quand verrons-nous la science dépouillée de ce fleau destructeur des lumières et de la vérité ? Heureuse époque où le célèbre Schéele rendait hommage aux travaux de Bergman, qui avait en même tems coopéré à des découvertes que Schéele venait de publier ! que la patrie de Berzelius doit se glorifier d'avoir possédé des hommes aussi vénérés par leur savoir que par leurs généreux sentimens.

trate neutre n'attaquait pas et laissait fluides les huiles d'olives, on devait toujours ignorer que le per-nitrate eut la propriété de les concréter ; que par conséquent, ce dernier réactif dut faire un effet tout contraire sur les mélanges frauduleux.

Cependant, j'ai donné les proportions d'acide et de métal, quand on me les a demandées, et si je ne les ai pas publiées aussitôt après l'exposition du procédé, c'est parce que je ne l'ai pas jugé convenable ; j'ai pensé que dans le début de la découverte, mes confrères à plusieurs desquels je l'avais communiqué, dussent, pour plus de garantie, faire avec moi la distribution de ce réactif dont les effets sont invariables.

En dernier résultat, la découverte reste, et la fraude arrêtée dans ses pernicieux effets, commence à disparaître ; car je suis plus jaloux de propager mon procédé pour le bien public, que d'y voir mon nom et mes travaux attachés. Mon unique but a été rempli, celui d'extirper l'une des falsifications les plus funestes au genre d'industrie qui honore depuis long-tems la ville à laquelle je me félicite d'appartenir.

www.ingramcontent.com/pod-product-compliance
Ingram Content Group UK Ltd.
Pitfield, Milton Keynes, MK11 3LW, UK
UKHW012302240726
13966UKWH00004B/1564

9 782011 271631